C000061751

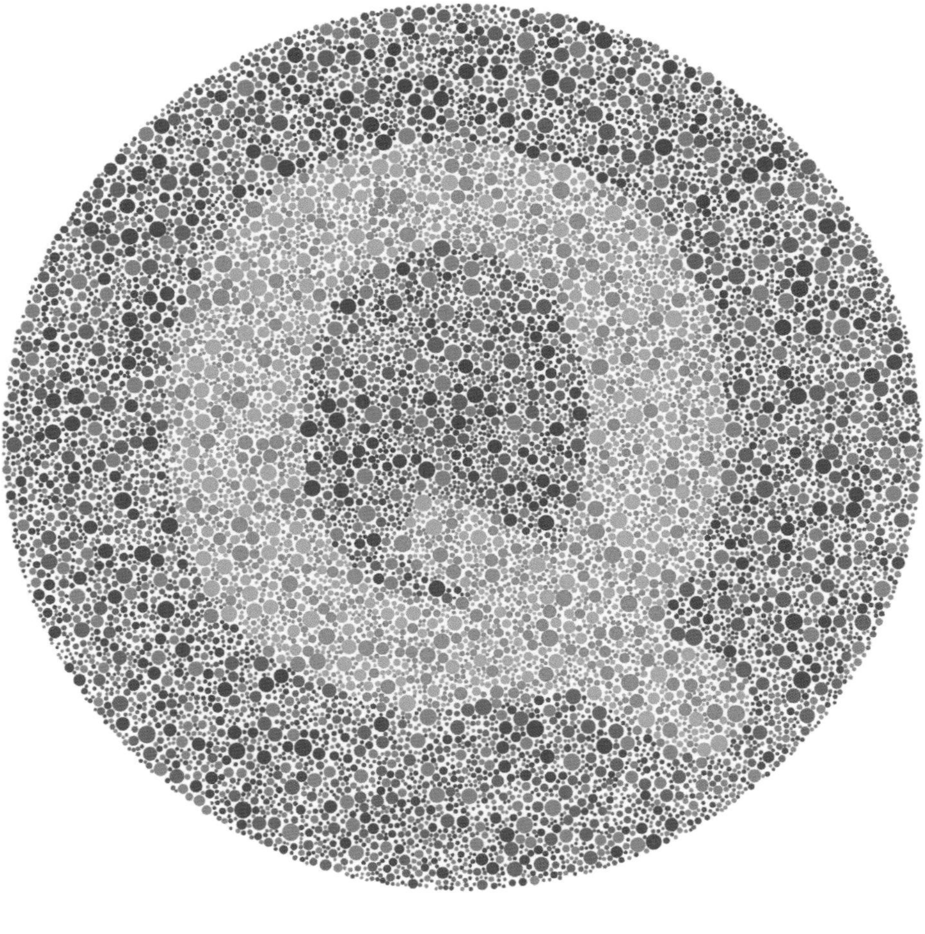

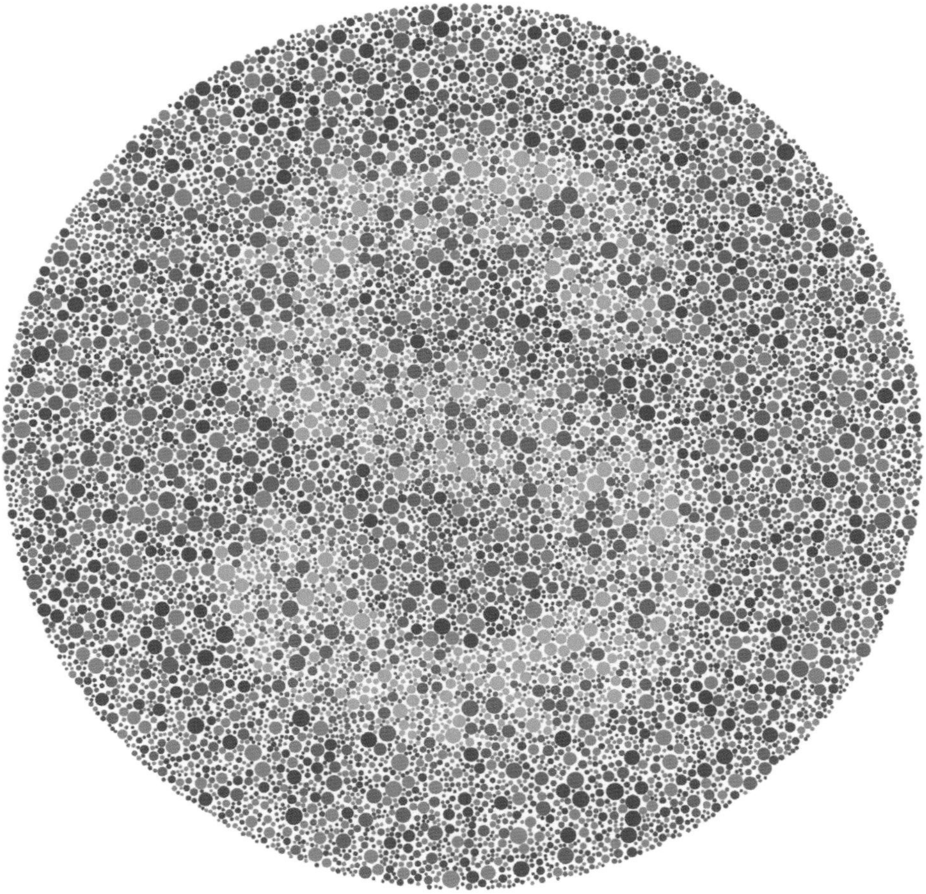

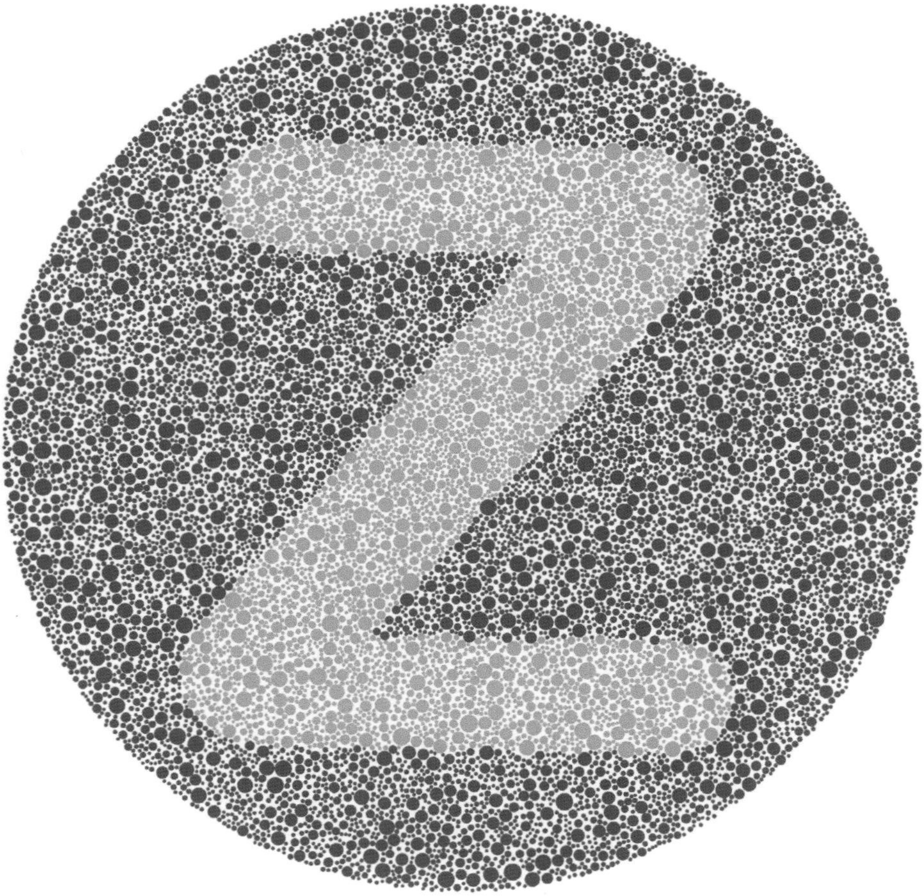
Z

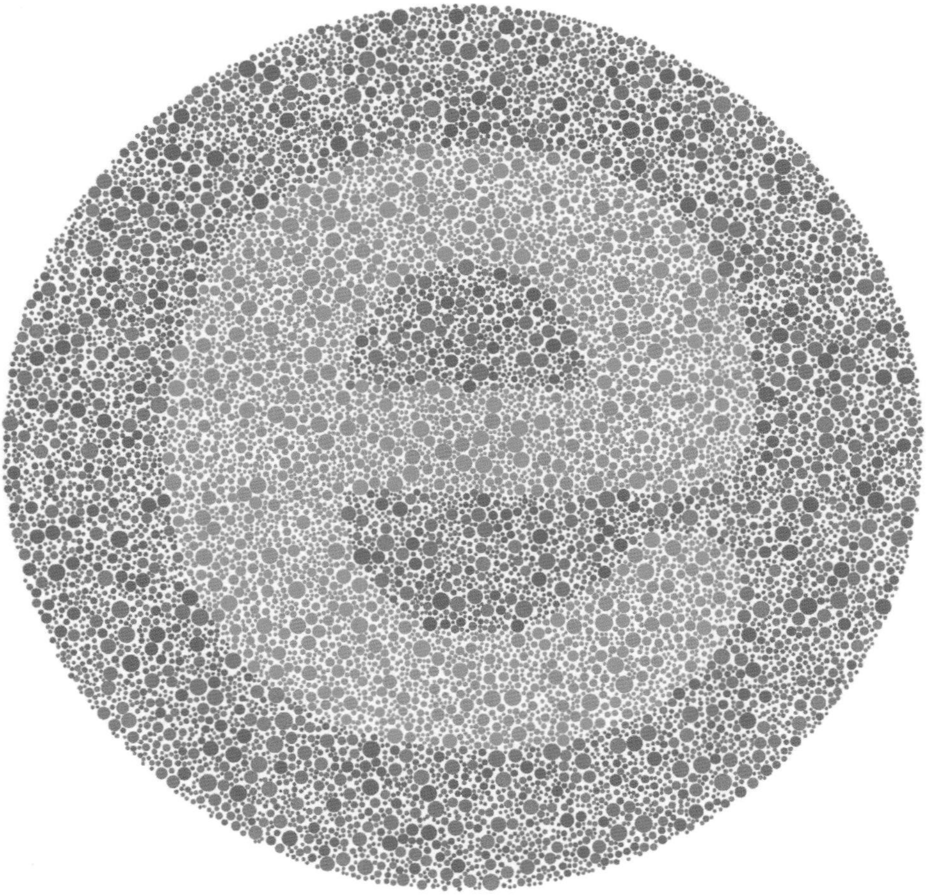

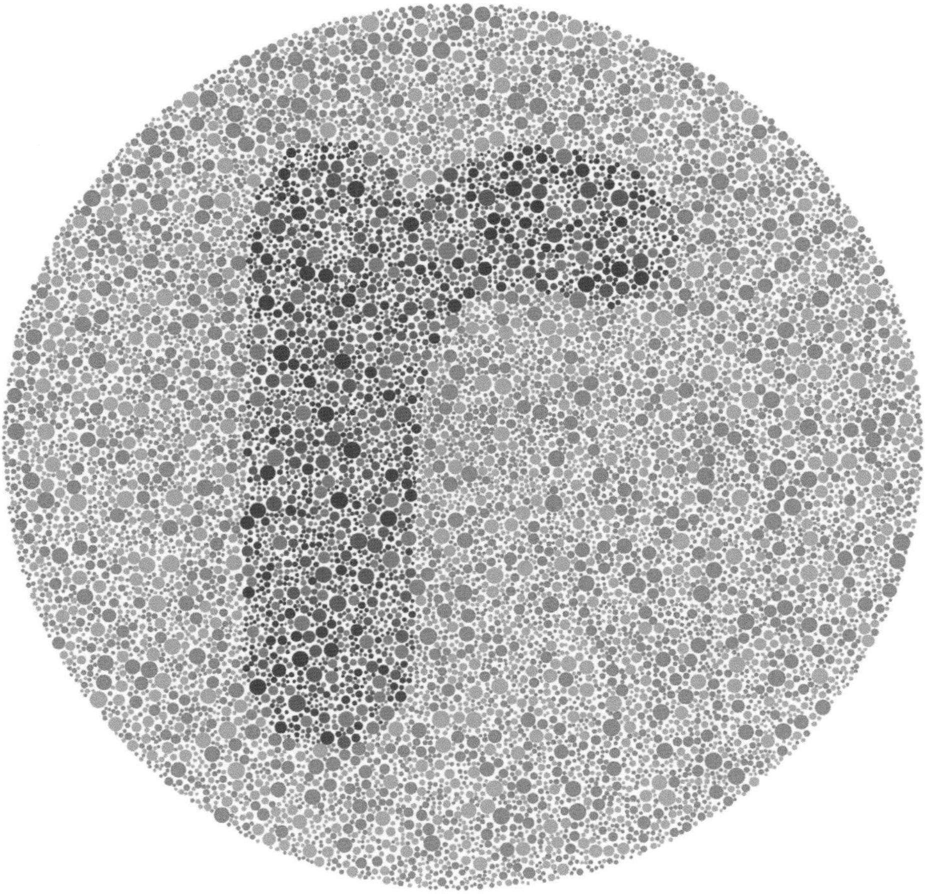

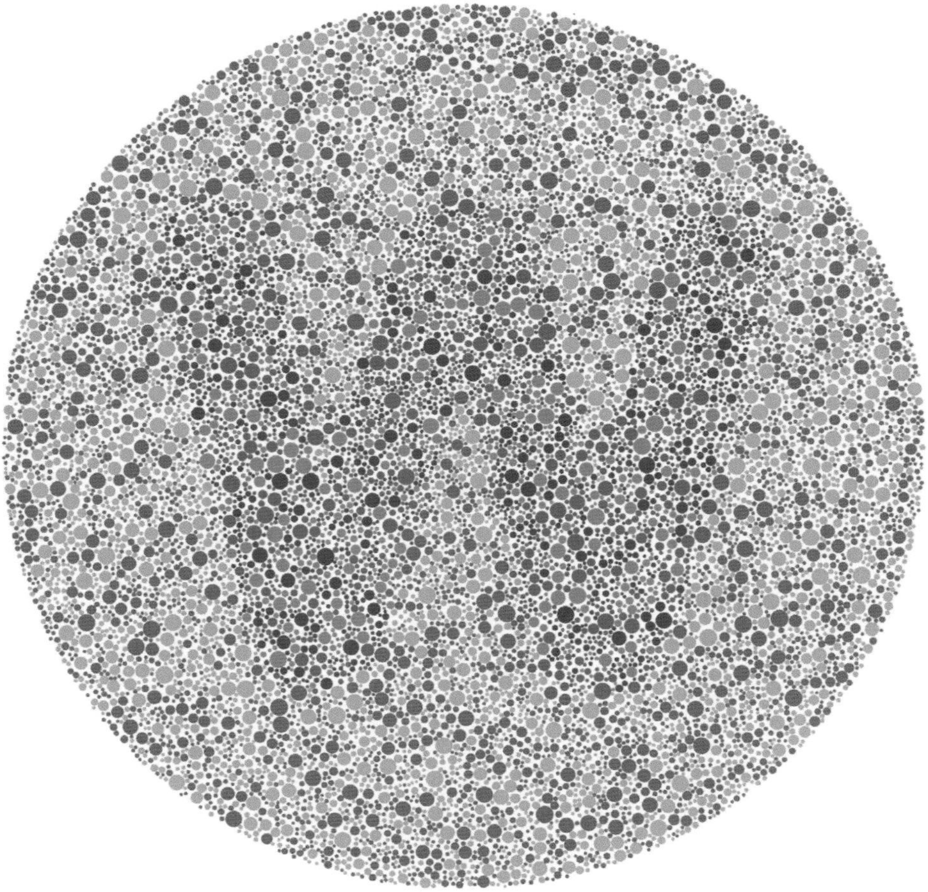

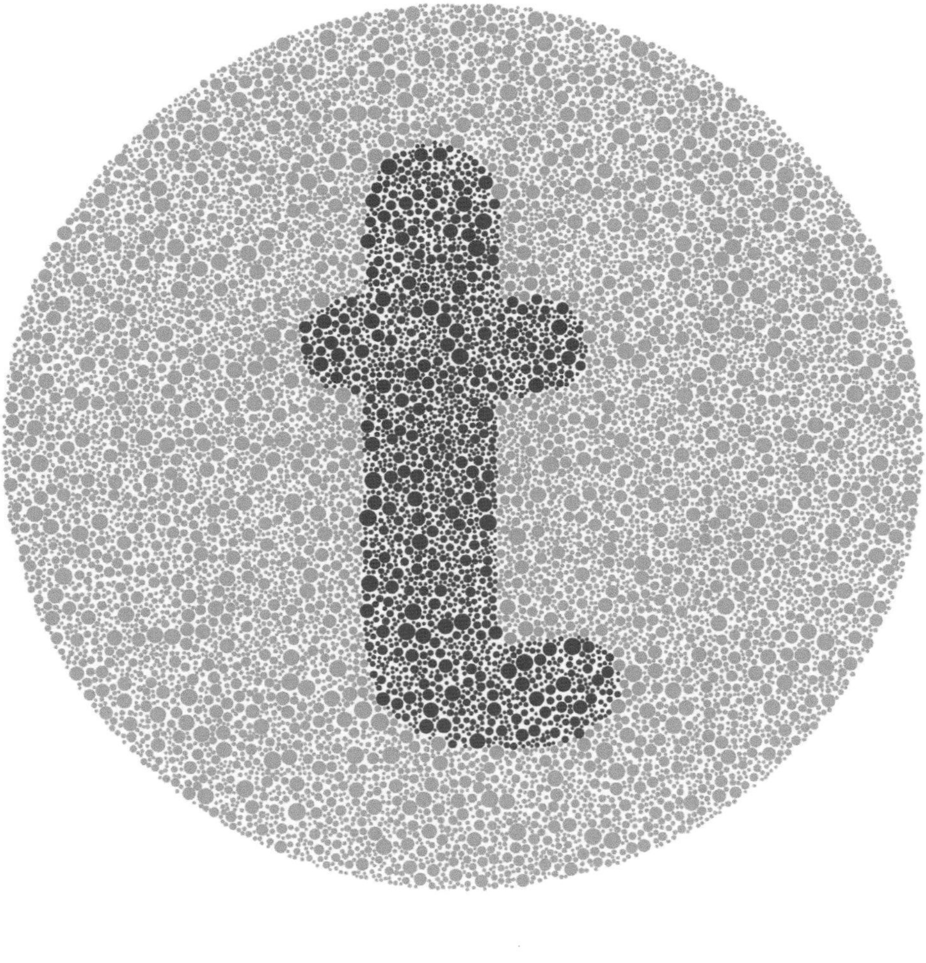
t

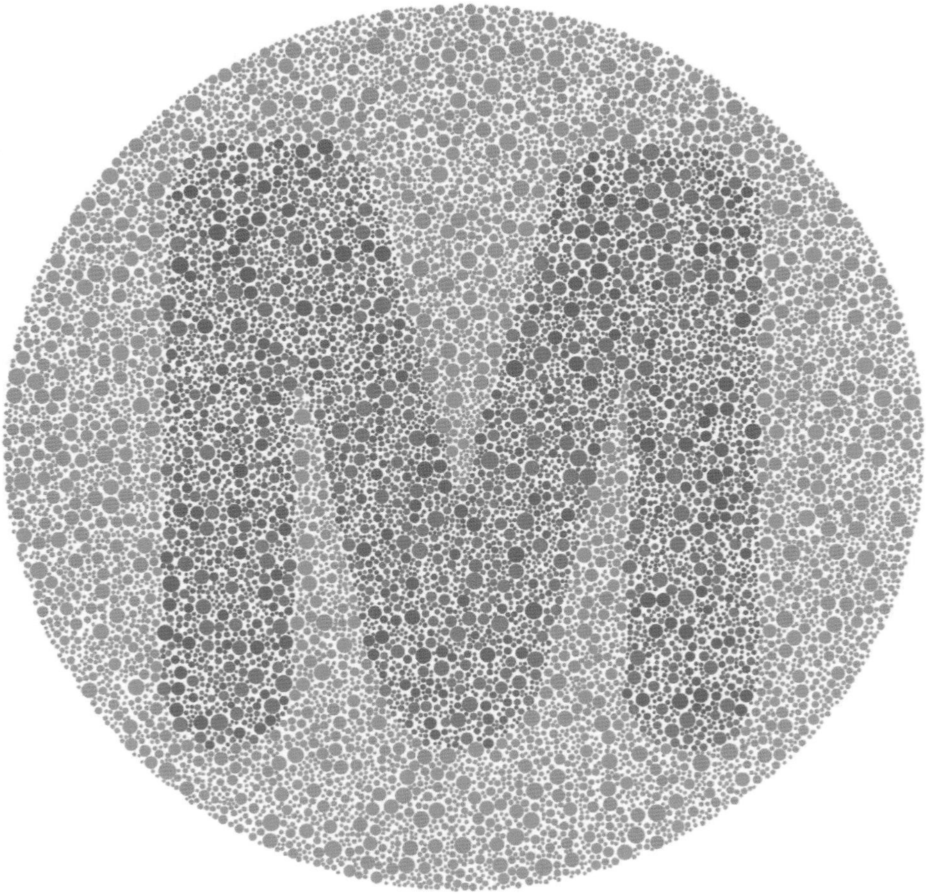

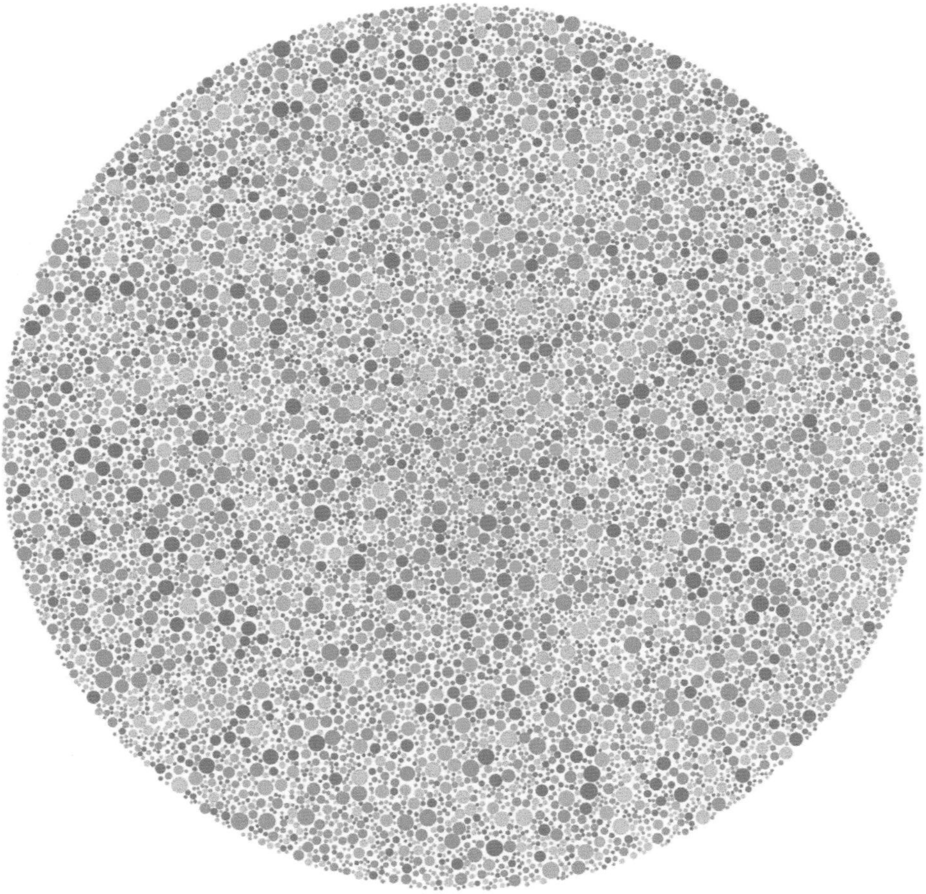

Printed in Great Britain
by Amazon

60512574R00017